U0010813

停止打鼾

別讓打鼾影響你的生活品質

戒除影響睡眠的壞習慣，這樣做最簡單

邁克‧迪爾克斯 Dr. Mike Dilkes
亞歷山大‧亞當斯 Alexander Adams

劉又菘｜譯

STOP SNORING THE EASY WAY

當打鼾惡化為睡眠中止症……怎麼辦，

變胖、老化、工作不順，都跟睡不好有關係

睡眠衛生很重要，可不是一條乾淨的棉被就可以！

晨星出版

CONTENTS

目 次

停止打鼾 Stop Snoring

　　如同飲酒、吸菸和吃垃圾食物一樣，打鼾是一種自發性的習慣。你可能會在無意識的情況下開始打鼾，而你當然也可以選擇戒除這個習慣。有別於其他自發性習慣和惡習，沒有人會去研究打鼾對一般人健康的實際影響，也不會倡導討論這個議題。夜晚打鼾到天搖地動是周遭朋友或家人通常會遇到的情形，但我們應該更深入調查打鼾相關的健康風險。然而，除了社會因素之外，似乎沒有任何值得停止打鼾的動機。此外，某些試圖要解釋打鼾的論述，總充斥著過度複雜的醫學術語和因果關係的解說，這對於眾多病人來說是難以理解的。

　　事實上，我們完全沒有意識到打鼾族群所隱含的真正危險，以及在生活各方面的影響。本書提出一個關於打鼾的研究，針對打鼾對人類健康的威脅做出總結，並提供簡單的日常運動，藉以完全消除打鼾的習慣。

　　我們認為人們只有在下列情況下，才會積極戒掉自

---

❶　社會因素是指社會上各種事物，包括社會制度、社會群體、社會交往、道德規範、國家法律、社會輿論、風俗習慣等等。社會因素包括人類的一切活動。

發性的習慣：

- **正確理解他們的症狀**
- **了解這會如何影響他們及其生活**
- **容易遵循的行動要點，且能迅速得到明顯的改善效果**

　　第一章至第三章中，我們會討論打鼾流行原因的發展，並且研究打鼾在臨床上不同的輕重程度。我們還會介紹本書一個關鍵主題：**打鼾會妨礙我們的睡眠品質和睡眠週期。**

　　第四章至第七章中，我們會透過瞭解打鼾的機制，來解答關於「打鼾會帶給我什麼影響？」我們會分析打鼾將如何影響你的事業、人際關係、性生活、健康、健身以及虛榮心的目的。

　　在第八章，我們會列出一個容易實踐的五分鐘生活習慣，讓自己能在夜晚時，保有深度安寧的睡眠，並且每天都能享有健康、充滿活力和幸福的生活。

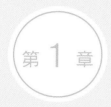

第 1 章

打鼾
的危險

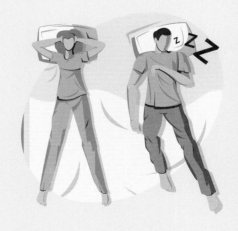

　　「打鼾能有什麼問題？」這個問題的答案幾乎總會被認為是一種社會污名[2]（Social Stigma）。每個團體或家庭裡都有一位「會打鼾」的成員，那位成員通常會是男性，應該是位父親、老公或男友，他們的睡眠狀態通常會淪為被嘲笑一輩子的笑點。許多男性覺得這個名聲實在令人尷尬，對這個話題可能多少會有所抗拒，甚至不願公開談論這個毫無魅力可言的習慣。

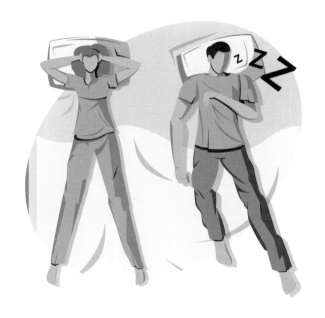

---

[2]　社會污名是外界因為某一身份，而對該族群有刻板印象、偏見和標籤，把某些負面元素誇大及以偏概全，令該族群在社會上處於較低或不利的位置。

　　有一個常見的說法是：打鼾是男人的消遣。儘管男性是全世界主要的打鼾人口，但其中高達百分之二十的成年女性也是嚴重的打鼾者。對女性而言，打鼾伴隨而來的恥辱通常會更嚴重。因此，打鼾可能是一個非常敏感的話題，而且當在眾多社交場合裡嘲笑打鼾這件事時，就會踩到許多人的地雷。

　　鑑於一般成年人打鼾時的分貝數，我們便很清楚，為什麼打鼾會被視是為一種無魅力且具破壞性的習慣。打鼾所造成的噪音平均位於六〇至一〇〇分貝的範圍內。有一些病例甚至超過一一五分貝，幾乎等同於一臺噴射戰鬥機的音量。即使在平均範圍的底點，音量也可與家用吸塵器的聲音大小匹敵。在更極端的情況下，打鼾的噪音相當於電鋸，甚至摩托車的聲響。

　　難怪「打鼾能有什麼問題？」這個問題最常見的答案會是：丟臉和羞恥。許多有關打鼾的書籍也都將此作為採取行動的唯一原因，其中大量提到打鼾導致婚姻破裂，並阻礙人際關係的發展，也就不難理解了。但其實我們忽略了打鼾所帶來的更大問題，本書其中一個目的，就是要揭示百分之六十的人口在逐漸進入夢鄉時所面臨的危險，而這些危險都被我們嚴重的低估了。

　　即便是輕度的打鼾，也是一種長期性的夜眠呼吸障

礙，對身體和精神健康等許多方面，皆會造成顯著的影響，這在醫學界已得到證實，但打鼾的建議和治療往往只落在醫療層面上。雖然手術和呼吸輔助器的確具有治療成效，但兩者仍是極端的手段，因為我們通常沒有先實行更簡單、有效的止鼾方法。

本書旨在提供更簡單的方法，來解決這個有害健康的常見醫學問題。我們只需要遵循一種簡單的原則：

◆ 正視問題
◆ 牢記「這將如何幫助我」
◆ 執行任何有益解決問題的步驟

第 2 章

何謂打鼾？

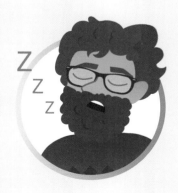

　　打鼾在醫學上的定義被稱為「鼾息」（Stertor），意指「呼吸作響」（Noisy Breathing）。在我們熟睡時，呼吸道塌陷使呼吸道造成部分阻塞，此時便會出現打鼾。打鼾的噪音是由於肌肉張力降低，導致喉部結構開始振盪而產生噪音，就如同當風向達到一定速度時，船上的船帆或旗子被風拍打飄動所發出的聲音，這一切都與亂流、氣流及共振有關。

　　喉嚨有三個部位往往會因為沒有牢牢的固定住而振盪，這三個部位分別為**軟顎**（Soft Palate）、**懸雍垂**（Uvula）和**會厭軟骨**（Epiglottis）。當這些部位在高度流動的呼吸氣流之下振盪時，它們會將空氣瞬間阻擋在喉嚨後壁，並導致極高的壓力蓄積而產生聲音，就像拍手一樣。

　　你可能會問，為什麼運動時的高流量呼吸不會發生這種情況？這是因為肌肉張力會固定住所有部位，其中包括軟顎、懸雍垂和會厭軟骨。

　　我們清醒時的正常呼吸並不會導致鼾聲，因為此時呼吸的力道比較低，而且我們的呼吸道會被喉嚨的肌肉大幅度的撐開，這就是我們所說的肌肉張力。

　　例如當我們的手臂或腹部肌肉緊張時，就會變得堅硬且結實，這是高肌肉張力的例子。相較於肌肉張力小

且柔軟的喉部肌肉，要是肌肉張力大而且結實時，就難以產生振盪。

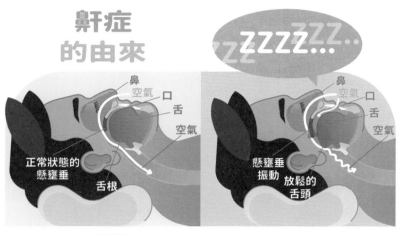

當低肌肉張力而造成呼吸道塌陷時，氧氣濃度便會稍微下降，這會提醒大腦發出信號給肺部，好讓肺部加強呼吸，獲得足夠的空氣以恢復正常的氧化作用。肺部便會適時予以配合，增強呼吸流動的力量與速度，以達到有足夠的空氣進出。

想想看，要是一條小而湍急的河流，它的淨流量如果等同於一條寬而緩慢的河流時，會發生什麼事？

為什麼我們會打鼾？

在生物界，只有智人（人類）是因自然演化而有打鼾的現象。有些動物睡著時會發出很大的呼吸聲，這是它們的生物特徵，比如英國的鬥牛犬或是體重過重的家飼犬。

然而對於野外生存而言，打鼾並不是一個好的特徵，因為這會告訴掠食者，有一個容易得手的目標正在呼呼大睡。

人類打鼾主要歸因於言語和姿勢。言語的演變意味著，人類的喉嚨發生了一些變化，讓人類黑猩猩祖先的咕嚕聲和噪音，變為一種廣泛而複雜的互動框架，我們稱之為「言語」。

首先，呼吸道必須變得更長，因為產生粗糙聲音的喉頭必須從發出聲音的口腔中分離出來。分離出來的部位就被稱為「喉嚨」，或醫學術語中的「口咽部」（Oropharynx）。喉嚨是一個肌肉軟骨管，因為它無法像嘴巴和喉頭那樣可以由骨頭或軟骨撐開，所以喉嚨便會在晚上出現塌陷的情形。

其次，為了對應言語所需的發音範圍，舌頭必須改變其在口腔內的位置——置於更後方，這導致舌頭和

喉嚨後方的「舌後空間」（Retrolingual Space）縮小。當喉嚨邊緣塌陷時，就會引起亂流氣流和打鼾聲。

就像講話一樣，姿勢的演變也會導致鼾聲的產生，最顯著的變化就是雙腳行走，這種直立性特徵意味著，頭骨和喉嚨之間的關係已不如以往了。喉嚨的位置會更到頭骨下方的中央處，而不是更往前傾。這縮小了任何可用的喉部空間，因為它被限制在脊柱的硬組織上，當這個區域再度變窄，阻塞便更容易發生，尤其在夜間睡眠時，肌肉張力失調的情況下，更是如此。

由於我們的言語和直立姿勢的發展，我們很容易就會出現打鼾聲。然而，並不是所有人都會打鼾，這其中又有什麼不同呢？

首先，可能跟臉部、頭骨和頸部的形狀有關。有一些人與生俱來的特徵使他們更容易打鼾，其中包括有顯著的戽斗下顎、小嘴巴、大舌頭、小下顎或是會厭軟骨畸形。另外，還有其他造成習慣性打鼾的原因，例如鼻塞、扁桃腺肥大、軟顎過長、囊腫或腫塊。最後，**肥胖也是鼾症的原因之一，因為頸部的脂肪重量可能會導致氣管塌陷。**

無論我們對於人體結構有多麼不熟悉，在上述的這些情況之下，我們肯定會在晚上睡覺時發出打鼾的聲

音。那麼當我們在睡覺時，又是怎麼出現鼾聲的呢？

睡眠

睡眠的目的是為了讓身體恢復身心健康。睡眠可分成兩個主要型態：**快速動眼期**（Rapid Eye Movement，簡稱 REM）和**非快速動眼期**（Non-REM）。如果在 REM 的睡眠階段，**翻起某人的眼皮看**，你會發現他的眼球會動來動去。

睡眠的不同階段與導致打鼾的肌肉張力喪失之間，有密切的關係。非快速動眼期睡眠有四個階段，以及一個真正的快速動眼期睡眠。非快速動眼期睡眠階段如下：

第一階段： 將要入睡之際，且容易被吵醒。

第二階段： 精神放緩，準備深度的非快速動眼期睡眠。

第三階段： 過渡階段，進入深度睡眠，肌肉張力喪失，身體便開始再生。

第四階段： 在大部分再生過程進行時，會進入真正的深度睡眠，但肌肉張力仍然很低。

身體進入非快速動眼期睡眠的第四階段是至關重要的環節，因為這是我們開始作夢的時候。只有在這一刻，身體才能平靜的開始復元及修復過程。

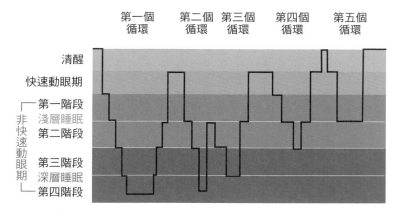

睡眠週期

| 第一個循環 | 第二個循環 | 第三個循環 | 第四個循環 | 第五個循環 |

清醒
快速動眼期
非快速動眼期 ┌第一階段 淺層睡眠
第二階段
第三階段 深層睡眠
└第四階段

● **快速動眼期睡眠**

　　真正的快速動眼期睡眠大多發生在我們作夢的時候，並且會在此時失去肌肉張力。快速動眼期睡眠會刺激主導學習的大腦區域，所以對於嬰孩時期的正常大腦發展來說非常重要，這也是為什麼孩子會比成年人具有

較高比例的快速動眼期睡眠。

　　缺乏快速動眼期睡眠可能會導致許多傷害，在本書中，我們將討論這會如何導致身體無法恢復的損害，以及嚴重的精神問題，甚至是死亡。一般的建議是：我們每晚要睡滿七到八小時，但有趣的是，你真正需要的非快速動眼期睡眠第四階段和快速動眼期睡眠，只有兩個小時左右。那些能夠在晚上只睡幾個小時就能生龍活虎的人，可能就是跳過第一到第三階段，直接進入第四階段的非快速動眼期睡眠和快速動眼期睡眠。

睡眠呼吸中止症

　　最後，正在閱讀本書的大多數讀者，可能就有打鼾的問題。你們可能還不知道什麼是睡眠呼吸中止症（Sleep Apnoea）。「Apnoea」意指「沒有呼吸」，所以睡眠呼吸中止症就是指：在夜晚睡眠時，呼吸停止的狀態。

　　打鼾如果沒有獲得根治，隨著時間的推移，可能惡化成睡眠呼吸中止症。在三十五歲以上的男性中，大約有百分之四十的人會經常打鼾，其中有百分之二患有睡眠呼吸中止症。而在六十五歲的男性中，百分之七十的

男性會經常打鼾，其中有百分之十的人患有睡眠呼吸中止症。

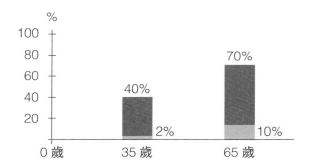

當打鼾真正惡化成睡眠呼吸中止症時，你的血氧濃度便經常會降到百分之九十以下，而其正常值通常是位於百分之九十八到九十九左右。這種低氧氣供應仍可延續病人大部分的睡眠時間。不過，這也代表你的器官在夜間會有一段時間缺氣，如果病人的氧氣供應如同動脈硬化（Atherosclerosis）的病人一樣已有些不穩定，那麼這種氧氣的流失就會變得至關重要。

睡眠呼吸中止症也與其他醫療問題息息相關，從夜間的心臟病發作到陽痿、精神不集中、記憶力差、糖尿

病和高血壓。患有睡眠呼吸中止症的人通常在愛普沃斯嗜睡量表（Epworth Sleepiness Scale, ESS）[3] 的得分會高於十。睡眠呼吸中止症最好的診斷方法為使用簡易的手指探測器（Finger Probe）來檢測一整晚的脈動血氧飽和度。

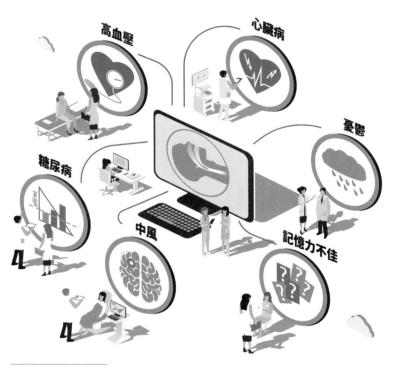

[3] 愛普沃斯嗜睡量表（Epworth sleepiness Scale, ESS）是一個使用非常簡短的問卷來衡量白天嗜睡的量表，有助於診斷睡眠相關疾病。該量表於一九九一年由澳洲墨爾本愛普沃斯醫院（Epworth Hospital）的穆雷·約翰斯（Murray Johns）博士所引進。

傳統治療方式

打鼾的治療旨在暢通呼吸道，方法包括連續型陽壓呼吸器（CPAP, Continuous Positive Airway Pressure），病人須於夜晚睡眠時在臉上安裝呼吸機，迫使空氣進入肺部，以撐開呼吸道。

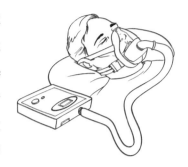

此外，也可以在夜晚睡眠時使用牙夾板（Tooth Splint）固定住上下顎來進行治療。透過將舌頭往前拉來暢通舌頭後面的呼吸道，藉以解決夜晚睡眠最常見的呼吸道阻塞。

最後，手術也能改善呼吸道暢通，其中包括切除扁桃腺（雷射扁桃腺切除術）、縮小軟顎（雷射顎修補術）或割開鼻中隔（鼻中隔整型術）。

減重也是一種常見的治療建議。你的 BMI 指數應該小於 30，BMI 的計算方式：BMI ＝體重（公斤）／身高 ^{2}（公尺 ^{2}）。減重也會降低身體的氧氣需求量，這表示你的呼吸會更輕鬆；減少頸部的體積也意味著呼吸道的壓力承受較小，因此就比較不易阻塞。

第 3 章

疲倦、疲憊和
工作倦怠

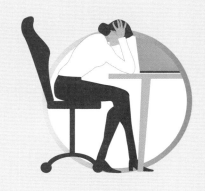

現代的都市被稱為不夜城，都市裡的人們也不太準時睡覺。許多電影和電視劇描繪了深夜辦公室中的主角，他們身穿價值五百英鎊的西裝，搖弄著威士忌酒杯──午夜時分成為魅力都市生活的重點。然而，對於那些沉浸在這種生活方式的人來說，你放棄了個人生活並抵押你的未來，每週九十個小時的工作，其實只能帶給你聲望和財富。你願意捨棄社交生活是一回事，重要的是，留在辦公室而犧牲一去不復返的睡眠時間，請捫心自問：「這真的值得嗎？」

日積月累的睡眠債

一個晚上只睡三、四個小時已經成為很多人的日常，尤其在銀行界和科技業，他們有許多三十歲以下的百萬富翁，足以不斷吸引年輕人才趨之若鶩。但實際上，如果你無法保有三到四個小時，來進行第四階段非快速眼動和快速眼動睡眠，那麼你要如何讓身體進行自我修復呢？據了解，一個打鼾者的床伴平均每晚得失去九十分鐘的睡眠。因此，如果你剛好得和打鼾者分享你的床，那麼你所能擁有的恢復性睡眠時間，頂多只剩兩個半小時。

如果你是上述工作型態的上班族，或是一位打鼾者，一個晚上能有兩個半小時的修復性睡眠還算是樂觀的估計，然而這樣的睡眠狀態是非常危險的！病人輕率的讓自己連續好幾天都沒有得到足夠的休息，他們會持續且不斷累積無法償還的「睡眠債」（Sleep Debt），健康風險很快也會突顯出來。但令人驚訝的是，上述這些公司企業卻不去解決這個問題，這樣的下場會是：員工的工作成果不夠好，工作效率不夠快。如果員工感覺疲憊，便需要更多的時間去完成工作，很快便成為現在廣泛常見的「工作倦怠」。

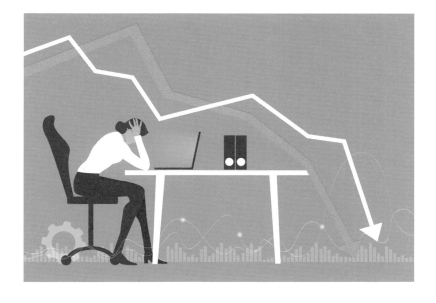

　　一家頂尖的企業對於員工的要求是什麼？為什麼他們想要讓員工得不到充足睡眠，進而降低其反應時間、精準度、認知能力受損、容易急躁、記憶力下降，甚至惡化成永久性記憶損失？這種方法顯然不能讓員工持續努力工作，而雇主也將注定要失去好員工。

　　對於那些每晚只有二到三小時修復性睡眠的工作倦怠者來說，這樣睡眠不足的常態正逐漸愈演愈烈。如果你是一位會打鼾的人，進入深度睡眠修復的時間，會更顯著的下降。

3333 生存法則

　　人類在以下狀況之下將無法存活，也就是所謂的「333 生存法則」：

3 分鐘沒有空氣	3 天沒有喝水	3 週沒有食物

　　而在睡眠方面，有許多案例和真實存在的挑戰，測量受試者能夠保持清醒的極限，某些受試者能夠超越極限，撐過一整週。雖然這些受試者在這些情況下並沒有死亡，但科學告訴我們，七十二小時之後，身體將開始出

現無法恢復的副作用，完全沒有睡眠最終將會要你的命。

我們認為，333 生存法則需要更新且重新定義為「3333 生存法則」[4]，第四個「3」為：

3 天沒有睡覺

二〇一三年八月十五日星期四，美林投資銀行（Merrill Lynch）二十一歲的實習生莫里茨・埃哈特（Moritz Erhardt）在倫敦金融城連續工作了七十二小時後，被發現死在住家浴室裡。為了給雇主留下深刻的印象，金融領域充滿競爭性的工作，讓他連續工作了三天三夜，為了走進金融圈廣為人知的「魔術圓環」[5]（The Magic Roundabout）。在這個狀態下的畢業生，每天早上五點鐘左右會搭計程車從辦公室趕回公寓。計程車司機在他們梳洗更衣時於門外等候，然後當太陽升起時，立即將他們再送回辦公室。調查顯示，埃哈特的死因為

---

[4] 333 生存法則在某些形式上的確會有許多極端的例子，例如有些人可以屏住呼吸十分鐘，或者保持清醒一整個禮拜。然而重點是：雖然頭部中彈可能不會要你的命，但就讓我們假設，這真的是會要人命的！

[5] 指金融圈常見的工作型態。

疲勞導致癲癇發作。

　　令人驚訝的是，這不僅是一種痛苦的經歷，而且這種中斷睡眠的時間，恰好符合中央情報局（CIA）「睡眠剝奪性酷刑」（Sleep Deprivation Torture）的標準。

　　在「白廳二期研究」（Whitehall II Study）中，英國研究人員研究睡眠模式如何影響超過一萬名英國公務員二十年的死亡率。二〇〇七年公布的結果顯示，那些每晚睡眠時間從七小時減到五小時以下的人，各種死亡風險幾乎增加了一倍。特別要注意的是，缺乏睡眠會使心血管疾病的死亡風險翻倍成長。

　　極度缺乏睡眠顯然是非常危險的，而且是很不可取的行為。然而，睡眠時間些微減少的影響也不容小覷。保有足夠的第四階段非快速動眼期和快速動眼期睡眠，是長壽的關鍵。

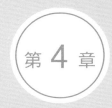

第 4 章

肥胖
與相關風險

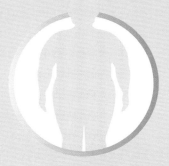

本書並非只是要強調打鼾與肥胖之間的關係。然而，肥胖（BMI 值大於 30 即稱為肥胖）的確也是問題之一。

那麼，我們對於肥胖瞭解有多少呢？體重過重跟其他壞習慣相比也沒什麼不同，雖然你可能因為基因的傾向而難以減重，就好比說，你天生骨架就大，但卻很習慣攝取高熱量、缺乏營養的食物，而這完全是你自己的選擇。

肥胖迫使身體超量工作

冠狀動脈性心臟病、高血壓和中風是最常見的三種肥胖風險。肥胖與這些症狀皆有關連，因為這與血管內

沉積物或「斑塊」的積聚有關,而且會導致血管狹窄以及供氧量減少,進而限制心臟輸送到全身血液的流量,也就是我們所說的心臟病。如果置之不理,動脈內的沉積物就會增多,而且可能會導致心臟衰竭或心臟病發作。因此,任何沉積物都會成為血液在體內順暢流動的阻力,外部阻力的增加便會導致高血壓,於是你的身體將會一直處於超量工作的狀態,這也是所有肥胖相關風險[6]上升的關鍵因素。

接下來,你的身體將不得不屈服於你所承受的壓力。動脈裡長時間的內部壓力和負擔,便會導致血管損傷與破裂,引發凝血連鎖反應(Clotting Cascade)最終形成凝塊(Clot)。這就像把腳踩在水管上一樣,凝塊會造成血管阻塞,限制含氧血液的流動。簡言之,如果這種血管破裂發生在你的大腦附近,那麼大腦就會因缺氧而導致中風;如果在心臟,則會引發心臟病。

---

[6]　第二型糖尿病、血脂異常,代謝症候群、癌症、骨關節炎(Osteoarthritis),睡眠呼吸中止症、肥胖低通氣綜合症(Obesity Hypoventilation Syndrome),生殖問題、膽結石和死亡。

如果又加上打鼾的話……

有愈來愈多相關資訊談論許多危險習慣，會如何加速上述疾病的發作。體重過重而且有吸菸、飲酒的習慣，要是再加上經常久坐的生活習慣，那就是特別危險的族群。然而，在這些危險、自發性的習慣清單中，再加入打鼾，問題可就更嚴重了。

儘管我們已經談過阻塞性睡眠呼吸中止症的危險，但重要的是，對於打鼾者而言，這是個常見的現象。由此可知，有十分之一的女性和四分之一的男性正處於危險之中。

睡眠呼吸中止症，會持續並且規律的中斷氧氣進出呼吸道所需的流量。而這些經常性的中斷，會使流經身體的含氧血液太少，進而迫使心臟加倍運作，而加倍運作就意味著血壓將會升高。換言之，嚴重打鼾者和睡眠呼吸中止症的病人，還得面臨著高血壓的風險。

我們必須知道：體重過重與嚴重打鼾者的加乘效應，已經遠大於兩者相互影響的關係了。根據統計，成年男性和女性在 BMI 值達到斑塊積聚的程度之前，很可能已經有打鼾的習慣了。因此，高血壓早就已經發生，這使肥胖所造成的風險更高，而且風險爆發的可能性也

會更快。總之，我們應該都要意識到：**嚴重的打鼾或呼吸中止症狀，再加上肥胖，將會使我們走向一條通往極度危險的道路。**

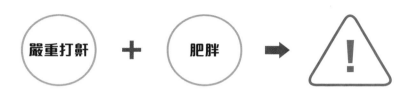

第八章中我們將提到的運動，並無法完全解決因為肥胖所致的打鼾問題。然而，喉嚨三個部位和口腔肌肉張力增強，將是該運動所能帶來的顯著益處。該種運動應該立即成為一種日常例行活動，並搭配其他幫助減重的運動。隨著時間的推移，減重、喉嚨及口腔肌肉張力提升的成效也將會互相呼應，改變生活的健康益處也將隨之而來。

本書的核心主題是要表達一個事實：**你生活中的一切都會受到打鼾的負面影響，這就是為什麼你必須採取行動——停止打鼾。**

第 5 章

伴侶關係
和性愛

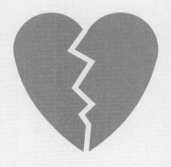

　　受到打鼾影響最大的也許不是自己、而是別人，尤其影響你身邊的伴侶。夜間打鼾已經不只是一種社會污名，更成為影響日常生活的一大因素。

　　我們聽過最極端的案例是來自澳洲的一項研究，研究裡的五百名婦女之中，有三十名婦女以打鼾作為婚姻破裂和結束的唯一原因。當百分之六的婚姻主要是因為自發性習慣而破滅時，人們會認為背後一定另有動機。然而，這個說法卻毫無根據可言。如果你覺得這種讓你失去另一半的威脅，不足以成為改變一段關係的理由，那就讓我們退一步，從不同層面來分析打鼾對於一段關係的影響吧。

分房就寢

　　正如我們前面所談到的，持續被擾亂的睡眠，會影響我們在清醒時能否理性工作的能力。當雙方由於缺乏安寧的睡眠而感到疲倦和煩躁時，不難想像情緒波動也會隨之而來。最常見的解決方法就是──分房睡。從表面上來看好像不錯，分房睡的夫婦都能保持愉快的關係。然而，許多關於睡眠心理學的研究卻有不同的見解：因為打鼾者睡眠不足的情況，最終仍會導致嚴重的情緒不滿，甚

至憂鬱症。在近代歷史上，婚姻的定義之一為「共享一張床」。然而在上述提到的澳洲研究中，接受研究的女性之中，有百分之四十的人與他們的另一半分床、分房睡。

美國的豪華床品公司（Luxury Bed Companies）將「分房睡」視為巨大商機，「打鼾寢室」（Snoring Room）和「副主臥室」（Second Master Suite）讓人們看見希望的曙光。他們的賣點放在：隨著財富的增加，人們需要享有更高品質的舒適空間。因此，成功的人以及「就要」成功的男士或女士，必須擁有不被中斷的睡眠。雖然這個賣點說得沒錯，但打鼾其實是一種習慣，你應該早在分房睡之前，就要採取行動來阻止、甚至停止打鼾。

性愛

如果離婚和分房睡還不足以威脅你要想辦法停止打鼾，那麼還有一個幾乎肯定會發生的潛在副作用——**打鼾會影響你的性生活。**

男性健身愛好者不使用類固醇最常見的原因，肯定不是你認為的那些，比方說重要臟器肥大、心衰竭、害怕打針、藥物引起的情緒激動或是死亡，他們其實是擔心那些關於睾丸萎縮的謠言，所以才不願意服用類固醇。

想像一下，如果大家都知道打鼾會以同樣的方式影響你的男子氣概，那麼某個大型企業可能會極力設法讓我們在一夜之間停止打鼾，事實上他們確實也正在這樣做。而令人震驚的是，你可能會發現：打鼾會導致一系列的性功能障礙。

第一個功能障礙攸關於與疲憊的伴侶共享的臥室環境，以及與我們提到的不滿情緒有關，這會讓他們無法同眠共枕。不僅如此，甚至在分房睡之前，伴侶是輕度打鼾者的女性中，有百分之二十一的人說，打鼾會嚴重影響她們與伴侶的親密關係。

　　有報告指出，睡眠不足的男女會精疲力盡、嗜睡和緊張情緒升高，此外性慾下降以及對性愛的興趣也會相對減少。一項對嚴重睡眠呼吸中止症病人的研究顯示，有將近一半的男性在晚上所分泌的睪固酮（Testosterone）會異常的低。睪固酮主要是一種男性荷爾蒙。

　　我們發現，這個症狀能更有效的呼籲夫妻、伴侶採取行動。男人聽到打鼾會直接影響他們維持勃起的能力時，總會特別的驚慌。科學就是如此簡單。正如我們所討論的，打鼾和呼吸中止會導致高血壓。動脈中的高壓造成內部損傷，使其增厚，限制了身體周圍的血流，其中包括陰莖的血液流動，進而造成勃起功能障礙或陽痿。

睡前焦慮

　　光是打鼾就會影響男性的性功能，如無法勃起或勃起無法足夠持久，再加上一系列其他因素的影響，我們再次發現自己早已身處超級暴風眼之中。我們已經概述過打鼾中斷睡眠會如何增加壓力和焦慮，兩者都是診斷勃起功能障礙的重點。而這些對於性表現的心理影響，往往是最難解的。

在進入臥室前就想到會發生他們無法控制的事情時，大多數的男性都會因而產生焦慮。一直擔心自己會「表現不佳」，可能會使男性幾個月、甚至幾年都無法勃起，並且完全被他們自己的心態所牽制住。當然，勃起功能障礙不僅影響男性的交往關係，嫌棄你打鼾的心理創傷，往往也會對女性造成不可挽回的後果。這種明顯的性趣缺乏，被認為對自信和幸福都會有重大影響。

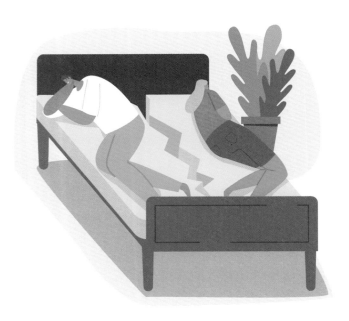

一個女人對性事不順的自然反應，會把這個問題內化為「這都是我的錯」，而可能導致憂鬱症的發作。不論是男性或是女性，他們得知道，自己遭遇的功能性障礙，有很大的部分要歸咎於日常生活中的自發性習慣。

再次提醒，之後所談到的止鼾運動，可能會打破你目前的生活習慣。儘管改變幅度不大，但你卻一定要做，並且要將其納為日常生活的一部分！當那些夫妻、伴侶和個人每天都要忍受打鼾時，我們說得誇張一點：他們根本毫無生活品質可言。

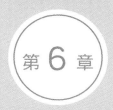

第 6 章

健康、健身
和美容

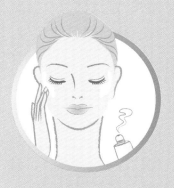

我們已經進入這樣一個新時代：人們會積極採取行動的關鍵，取決於是否會對健康、體態和外表產生影響。每天幾乎都會出現最新的抗氧化果汁、排毒法或運動鍛鍊，那些追求身體和外貌美觀的人，便會立刻將其納入日常生活的一部分。

他們可以輕而易舉的戒掉壞習慣，即便要戒掉飲酒、吸菸、垃圾食物或乳製品，只要能獲得他們想要的結果，拒絕這些東西的誘惑也是值得的。然而有趣的是，打鼾從未被視為是一種該被戒除的習慣。

你以為青少年注重健康，而選擇不吸菸和不喝酒的關鍵，是因為那些可能危害健康的風險。有趣的是，他們其實更關心皮膚提早老化和牙齒變黃的問題，而非肺癌和肝臟等疾病因素。雖然這種戒癮的思維很奇怪，但任何能有效阻止這些自發性行為的思維都是我們樂於見到的。

重新調整健康生活比例

睡眠，或者說「睡美容覺」，是大多數健康和美容領域的共同主題。特別感到欣慰的是，幾乎所有的體能鍛鍊和營養建議，同樣都認為充足睡眠是讓成效最大化

的關鍵。

根據營養學的經驗法則，要獲得苗條的身材，必須包括百分之二十的健身運動以及百分之八十的飲食調整。這是一個重要的論點：**當身體藉由你所攝取的營養達到巔峰時，身體便可本能的進行自癒和改善。**

然而，充足睡眠的重要性，卻是一個很少被討論的因素。因此，重要的是該如何確保你能盡可能獲得充足睡眠，並了解那些會阻礙你睡眠的因素。

基於我們的研究，我們希望看到一個觀念上的轉變，以便重新設定一個最佳的原則：

- ◆ 百分之二十的健身
- ◆ 百分之四十的飲食
- ◆ 百分之四十的深層且充足的睡眠

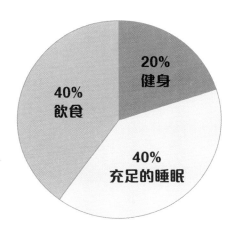

　　藉此，人們便可增加對睡眠的重視，但更重要的是——注意打鼾對睡眠造成的破壞性影響。接下來，我們簡單的談談打鼾會如何影響你的外表及老化的程度。

打鼾會讓你變胖！

　　睡眠不足會刺激食慾。最受歡迎的體能訓練顯示，晚上只睡六小時的人與睡八到九小時的人，主要差別在於：睡眠不足的這群人會更想要吃高碳水化合物和高脂肪食物，因為他們想要藉由攝取糖分來抵抗睡意、保持清醒，而他們真正想要的其實就是睡眠，並非吃東西。這就像許多人在下午工作時，會非常想要來杯咖啡和吃個甜甜圈。你的疲勞會指示身體找到可以讓你保持清醒的最佳途徑。

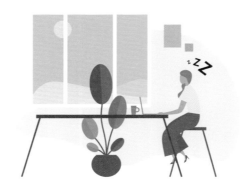

這裡要記住的一個重點是：大多數重度打鼾者，無法達到每晚有六小時安寧睡眠的最低標準。因此，那些對食物的渴望，便更難制衡你所失去的休息時間。你是一名打鼾者的這個事實意味著，你在大部分的時間會因為身體疲勞，而有不健康的飲食選擇。

打鼾會使肌膚老化！

一直以來，化妝品世界都試圖要戰勝、扭轉老化的跡象，目的在於掩蓋或減少細紋、膚色蠟黃和黑眼圈。眾所周知，許多自發性習慣會導致這些老化跡象，但最後我們只看到吸菸和酗酒的人數穩定減少。然而，昂貴的面霜、藥水和藥丸並非是唯一的解決辦法。

在大多數的情況下，我們的自發性習慣會提早對我們的外表產生有害的影響。只要戒除這些習慣，身體的自然防禦機制就會立即採取行動，消除如黑眼圈等肌膚的問題。

打鼾習慣所造成的問題在於：它可以輕易的讓我們的自然防禦機制無法達到最佳效果——我們將無力償還不停累積的睡眠債，這是因為在睡眠的恢復階段（第四階段非快速動眼期和快速動眼期睡眠），身體會釋放生

長激素，那是重建體內受損及老化細胞（特別是臉部）的關鍵。打鼾會導致睡眠不足，也就意味著這些重要激素的釋放量會過少，皮膚便永遠無法完全恢復活力。

有趣的是，那些患有皮膚病和皮膚抵抗力低的人，由於缺乏適度的睡眠，便需要更長時間才能痊癒。相較之下，那些得到充足快速動眼期睡眠的人，能更快從皮膚疾病和陽光曝晒的影響中恢復。

身體會自我修復，所以在使用合成面霜和昂貴的抗老方法之前，我們必須先解決那些使我們的身體無法正常運作的因素。重視你的睡眠品質，尤其是打鼾，就能幫助身體成功恢復年輕活力。

第 7 章

睡眠衛生

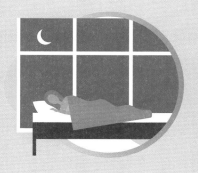

　　並不是所有打鼾的人，都會像前面提及的城市精英們一樣，拿自己的未來開玩笑。大多數的打鼾者可以選擇讓自己的睡眠盡可能安穩充足，但卻總是無法達成。因為這些人沒有採取正確的步驟：透過了解正確的睡眠衛生，來減少、甚至停止他們的症狀。

　　「衛生」一詞會讓人以為是睡前的個人盥洗，也許是一條乾淨的棉被，或是一間整潔的臥室，這些元素確實有助於夜間的睡眠。但實際上，它們也有助於定義「何謂正確的睡眠衛生」：在心理上，從日間警戒狀態，調適為準備進入健康睡眠狀態的例行過程。

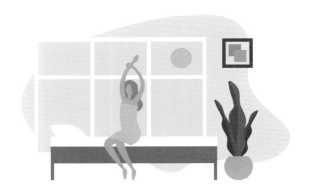

　　上述所列之步驟的確有助於營造一個更整潔、安靜的環境，藉以幫助我們淨化心靈。然而，我們做的這些

心理準備，更是最重要的環節。我們觀察到一個關鍵是：現代人通常將「床」視為生活空間的延伸，而不是休息的地方。看電視和電影、玩遊戲、閱讀和吃東西已成為常態的臥室活動，而這點需要做出改變！

這個常規對於非打鼾者和打鼾者來說都很重要，但重點在於，當後者已經大量短缺身體修復的時間時，遵循正確的睡眠衛生便可帶來正面的成效。

在嘗試任何新的方法期間，做太多改變都注定會迎來失敗的下場。所以你現在只能做一件事：就是先不要改變你的睡前習慣，只要做第八章的運動就可以。

如果你真的要努力實踐這個做法，以獲得更多的休息和提高每天的清醒度，下列清單會是一個起點。從中挑一個並堅持下去，進而讓它成為一種習慣，然後循序漸進加入第二個，以此類推。我保證，你很快就能目睹一個巨大的變化。

良好的睡眠衛生計畫

- ◆ 不要在睡前攝取高卡路里食物，並注意你的點心和宵夜，例如含有咖啡因的巧克力。
- ◆ 睡前二到三小時不要飲用會讓你興奮的飲料，例

如茶[7]和咖啡。

◆ 晚上盡量避免做劇烈運動，或改在早上或下午的時間做運動。[8]

◆ 白天盡量出門！盡可能在自然光下曝晒，將有助於調節生理時鐘，並幫助劃分白天和黑夜。

◆ 即便很疲累也別在白天打盹。讓身體正常運作，你會看見自己的能量提升。就讓午睡這件事走入歷史吧！

◆ 關掉所有電腦、電視機、收音機，並至少在睡前一小時闔上這本書。因為精神刺激會阻止你進入修復性睡眠。

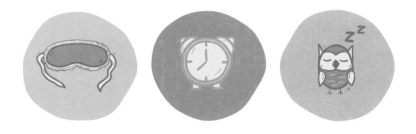

---

[7] 人們常誤以為調味茶或具療效的混合茶中不含咖啡因。但舉例來說，茉莉花茶和綠茶的咖啡因含量其實高於咖啡。另外請注意，「不含咖啡因」和「不含酒精」的用詞是一種行銷手法，前者實際上代表少量咖啡因，而非無咖啡因。後者通常仍含有百分之〇‧五的酒精。

[8] 在夜晚做瑜伽和其他輕鬆的伸展操，實際上有助於迎接安穩的睡眠。

這份清單並非詳盡無遺，只是要強調獲得正確睡眠衛生的幾個關鍵步驟。這裡所陳述的方法，都是為了要重新讓臥室回歸為睡眠專屬的大本營。

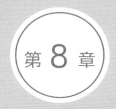

第 8 章

止鼾運動

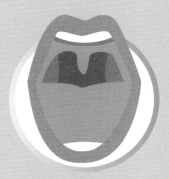

·注意·

如果你是直接跳到本書的這一部分，歡迎你！想要快速且簡單的修復身體是我們樂見的心態，這也是為什麼本章所述的運動方式都很簡短，而且就算不閱讀本書其他內容依然可達到效果。然而要達到最大的效果，並承諾自己能每天持之以恆，就必須充分意識到「為什麼停止打鼾對我而言是重要的？」因此，請多花十分鐘時間，回到最符合你現況的章節並詳盡閱讀。

　　唯一能永久停止打鼾的運動，就是利用你的舌頭、軟顎和下巴肌肉每天都會做的動作，然後整合這三者的動作之長，成為一個我們可藉此治療打鼾的「五分鐘運動」。

　　就像其他重量訓練一樣，以正確的方式做得愈多，效果就愈好。然而，期望打鼾者做一種長達六十分鐘的新式運動，而且每天晚上都得做，顯然很不切實際。從口腔衛生行業的興盛，我們就該知道：要求病人每天刷牙兩次，每次持續兩分鐘並非容易的事。正確口腔保健的好處其實顯而易見，但是卻仍有四分之一的成年人無法做到每天刷牙兩次，有十分之一的人甚至不刷牙。如

果成年人無法輕易保有每天刷牙四分鐘的習慣，要他們再加入三十到六十分鐘的止鼾運動，簡直就是不可能的任務。

　　這個運動的設計只需要你達到最低的程度即可。如果下列運動中只要有一個能幫助你永久停止打鼾，那就做那一個就好。

　　希望到目前為止，你知道何謂打鼾，以及打鼾會如何影響你的生活。那麼，讓我們來解決它吧！

　　這個運動將集中於三個關鍵部位：

◆ 舌頭
◆ 軟顎
◆ 喉底部（Lower Throat）

　　正如我們前面所討論的，這些重要部位會在睡眠中鬆弛、關閉並限制空氣自然進出口腔和鼻腔，進而導致打鼾。鍛鍊這些部位的肌肉可以減少氣流的限制，受過鍛鍊的結實肌肉，最後會讓這些部位自然的固定在原位，而不會鬆弛。成功鍛鍊這些肌肉群是安全、便宜且有效的做法，而且這種方式可以輕易融入你的日常生活中。

強化訓練

　　增加肌肉強度和張力的方法既簡單又有效，基本上就是一種口腔瑜伽，因為涉及到伸展和位置的訓練。所有這些運動的重點在於快速的重複，你不能緩慢且大量的操作（只會讓肌肉變大而無助於增加肌肉張力），因為會防礙呼吸道保持暢通。

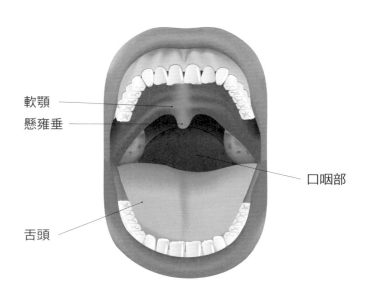

軟顎

懸雍垂

口咽部

舌頭

▲ 口腔位置圖

我們的目標特別針對構成上呼吸道的基部，也就是舌頭和肌肉群。這些軟組織在睡眠時會因為失去肌肉張力而鬆弛，所以必須收緊它們並減少鬆弛的程度。收緊軟組織的動作也能降低振動的頻率，軟組織就不會輕易的在睡眠中振盪。當你正確進行這項運動時，獲得的第一個成果，就是減少打鼾的程度。一項針對口舌運動的詳細分析顯示，病人的打鼾音量可減少近百分之六十，打鼾頻率則能降低百分之三十九。

這種治療仍在起步的階段，但卻已經改變了醫生治療病人的方式。他們會利用小型工具、噴霧劑和夾子來搭配運動，進行治療。

「對於患有打鼾的許多病人以及他們的伴侶來說，這是一種備受期待的非侵入性治療方法。這些治療方法省略了大多數的研究和治療……坦白說，這會改變我給那些打鼾病人的醫療建議。實在太多人有這個問題了。」

——芭芭拉‧菲利普斯（Barbara Phillips），醫學博士、胸腔內科醫師學會會員（FCCP）、美國胸科醫師學院（American College of Chest Physicians）院長候補和肯塔基大學醫學院睡眠實驗室（Sleep Laboratory at the University of Kentucky College of Medicine）醫學主任。

舌頭收緊運動

舌頭是打鼾者上呼吸道阻塞的重點部位，更具體的說，是位於舌頭後方和周圍區域的舌後空間。此時任何肌肉張力和肌肉強度的增加，都有助於使舌頭向前伸展並擴大這個空間，進而減少打鼾的頻率和音量。

舌頭延伸

盡可能伸直舌頭。盡量讓你的舌頭碰到鼻子的末端，然後盡力往下拉去碰你的下巴，接著往左延伸碰觸你的臉頰，最後再換到右邊的臉頰。

★ 快速重複做十次。

舌頭捲曲

將舌尖在嘴裡向後延伸，並往軟顎捲曲。盡可能讓舌頭往後延伸，然後再向前伸，直到觸及上排牙齒後方。

★ 快速重複做十五次。

蜂鳴叫

在你的牙齒之間，輕輕的抓住舌尖，發出嗡嗡的聲

音。先從低沉的嗡嗡聲開始，然後升高音頻，直到你可以達到的最高音準。

★ 快速重複做十次。

軟顎收緊運動

軟顎是喉嚨裡導致打鼾的一個主要部位。這是一個柔軟、可移動的結構，位於口腔後方。軟顎本身可以振盪，而這也是造成鼾聲的原因，其主要功能是在飲食時，防止食物進入鼻腔。

對打鼾者來說，這個重要部位可以透過許多方式來縮短及加強。規律的實行本書所提的肌力訓練，比接受一系列痛苦且昂貴的手術來得划算。

口腔伸展（河馬運動）

盡可能張大你的嘴巴並喊「啊啊啊啊啊——」，以計時器計時二十秒。

★ 重複做一次。

間隔運動

當你抿閉嘴巴時，試著用鼻子用力的呼吸。你會感

覺到上顎後部會有氣流通過的感覺。你可能會發出類似豬叫聲。

★ 快速快速重複做四次，每次五下。間隔休息五秒後再做下一次。

延伸半間隔運動

盡可能將舌頭伸出嘴巴，然後用鼻子深呼吸。

★ 重複做二十次。

收緊喉底部

喉嚨或口咽部都是從口腔後部延伸到喉頭的肌肉軟管，很容易因各種外部壓力（肥胖的頸部）和呼吸量增加（吸氣）等因素而塌陷。提升這個部位的肌肉張力和強度，有助於在睡眠期間，保持呼吸道的暢通。

大力吞嚥

在嘴巴緊閉的狀態下，連續吞嚥十次。盡可能使勁的吞嚥（這會比你想像的還要困難，請慢慢來並堅持下去）。

發聲練習

　　盡可能伸長舌頭，深呼吸並發出高亢的聲音，就像沒有含水漱口一樣。這個動作請做三十秒。做動作時，你可以壓低音量，以免干擾到你的家人！

鮑亞士（Boas）吞嚥

　　完成標準的吞嚥動作，但要持續五秒鐘。盡可能給予喉嚨壓力，並重複五次。正確執行本動作的關鍵在於緩慢並可控制吞嚥動作。

　　只要多練習這些動作，你就能做得更快、更好。

多合一的簡易運動

　　「承諾」要獲得你想要的結果很重要，所以那些與所有上述例行運動奮戰的人，至少需要一個起點，因此我們多設計了一種簡短、有效且有趣的熱身運動，藉以吸引人們付諸行動。雖然光是進行這項運動，就能獲得一些消除打鼾的好處，但為了達到最佳效果，我們建議你必須要在日常生活中，練習上述的九種例行運動。

懶人式止鼾運動

　　首先，盡可能張大嘴巴，然後把舌頭盡量往嘴巴外伸出。固定好這兩個動作時，開始向上、向下、左右移動伸出的舌頭。當做完這些動作兩次後，用盡可能以低的音來哼唱整首國歌，或至少哼唱兩分鐘，以先完成者為準！

第 9 章

承諾和意圖

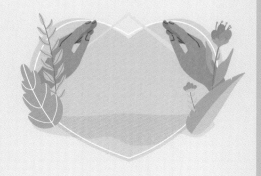

讀到這裡，你應該已經知道何謂打鼾，以及打鼾會如何危及自己和生活。最後，你應該準備好讓這些簡單的運動，成為你日常生活中的一部分，藉以停止打鼾的習慣。然而有良好的意圖，不一定能得到其他人的喝采，例如那些許下新年新希望或史詩般大願的人，通常只會招來他人敷衍的微笑。

大多數人都會設立目標，但到最後總是會失敗。難道是因為你沒有嘗試，甚至忽視那些會讓你成功的指標（這通常是指偉大成就者共通的成功因素）？錯！這皆要歸咎於大多數人通常在開始的第一步便效果不彰，而且仍未擺脫原有的束縛、看透真相。本書秉持一個簡單的原則：**逆勢而上**[9]。但我們明白，想要改變日常生活的任何一個習慣，都是一個很大挑戰。這裡有兩個簡單的概念可能有助於增添你的決心，並使你超乎意料的快速習慣這些例行運動。

---

[9] 1. 瞭解問題。　2. 這將如何幫助我？　3. 簡易的每日例行運動。

許下一個承諾

「承諾」聽起來比實際執行還要令人卻步。這並非要你對著聖經與對方舉手發誓，或者宣示「希波克拉底誓言」（Hippocratic Oath）[10]。這裡的承諾是盡可能把你的計畫讓其他人知道。與你關係最親密的家人可能知道你是一個打鼾者，而他們本身可能也是打鼾者，亦或者未來會成為打鼾者，所以家人會是最好的起點。有鑑於英國出現的打鼾原因類型，也許打鼾者可以從家人處獲得真心的支持。

某個基本理論說：知道你要承諾改變的人愈多，你就愈願意負起責任、完成這個任務。這是一個非常簡單、再明顯不過的方法，而對於馬拉松運動員的研究表明，這個方法依然非常有效，該研究從兩個首次參加馬拉松跑者小組得出結果。第一組只提供了跑步裝備，而且關於他們想要完成挑戰的冀望，只能告訴幾個朋友和家人；第二組被要求盡可能向所有人承諾，他們想要完成挑戰的意圖，其結果有利於第二組，有近百分之

---

[10] 希波克拉底誓言俗稱「醫師誓詞」，是西方醫生傳統上在行醫前所要宣示的誓言。

八十五的參與者在做出承諾後九個月之內，完成馬拉松比賽。反之，第一組只有百分之十五完成了他們既定的挑戰，其餘大概仍在「準備中」。

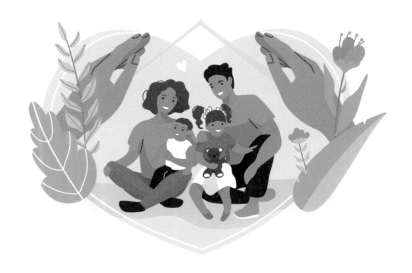

世間上沒有所謂完美的環境，就如同鴨群永遠不會整齊排列成隊，所以堅持你的冒險並做出一個簡單的改變，會讓你的生活以及你身邊的人，都能獲得巨大的正面成效。

意圖

　　所有最好的計畫都必須在某個階段採取行動。一般而言，這是追求目標時的最大障礙。然而，只要我們理解這些簡易計畫可以帶來的巨大影響，就能輕鬆克服這個障礙。

　　我們總能想到無盡的理由，去逃避某一些事情——包括前面所提的練習。如果你覺得自己可以輕易改變，或者願意等待雨過天晴的到來，那麼你必須運用一些基本的意圖理論，來確保完成這個過程。**試著一天專注於一個例行運動，成功達成自己的日常例行運動，就能讓你擺脫對於遠大願景的懷疑或恐懼。**

　　希望藉由這種簡單的止鼾方式，給予你充足的止鼾動機，並帶著「順其自然」的心態去面對，那麼你將能掌握致勝關鍵。

　　最後，善用你的意圖完成這個過程，將會是你成為止鼾專家的證據，其他人可以從中受益，獲得許多專業知識。證據表明，人們經由小組討論和教學，能達到最大的學習成效。所以請向所有人談論你成功止鼾的經過，以及安寧、充足的睡眠為你的人際關係、職場關係、目標和期望，帶來哪些巨大的變化。

結論

　　撰寫本書的背後一直存在著一個信念：人們可以更加控制那些影響生活的因素。此外，缺乏對自我健康的責任感，正掀起一種「保姆文化」（Nanny Culture）[11]，這是非常不可取的。

　　因自發性習慣而引發的病痛、症狀、疾病會為社會帶來巨大的負擔。除了禁止吸毒、吸菸和酗酒之外，我們認為一般人的打鼾習慣也應納入其中。

　　打鼾和睡眠不足已經證實會影響絕大部分的個人及職場生活，更不用說打鼾者的親友、家人的生活了。

　　消除任何自發性習慣的第一步是：**每個人都必須重視且執行一個簡單、有效、價格公道的方法。**你要是會打鼾，我們設計的例行運動將能幫助你減少打鼾的程度和頻率，並使發作次數愈來愈少，最終完全停止打鼾。

---

[11]　缺乏自我責任感的社會現象。

　　人們需要的是改變，而非處方藥物、藥片或醫療政策。你，就是促成改變的關鍵，而這些改變皆是你生活中所樂見的。

1. *Brain Basics: Understanding Sleep*, National Institute of Neurological Disorders and Stroke, 2014

2. http://sleepjunkies.com/features/sleep-deprivation-and-torture-a-brief-history/

3. https://www.theguardian.com/business/2013/nov/22/moritz-erhadt-death-exhaustion-parents-bank-america-epilepsy

4. https://www.theguardian.com/us-news/2014/dec/09/cia-torture-methods-waterboarding-sleep-deprivation

5. Omar Burschtin and Jing Wang, 'Testosterone Deficiency and Sleep Apnea', *Urologic Clinics of North America*, May 2016, volume 43, issue 2, pp. 233–237

6. https://sleepfoundation.org

7. www.torbayandsouthdevon.nhs.uk/uploads/23558.pdf

8. http://www.nationalsmilemonth.org/facts-figures/

9. http://www.huffingtonpost.com/2015/06/25/how-to-stop-snoring-_n_7657348.html

10. V. Ieto, F. Kayamori, M.I. Montes, et al., 'Effects of Oropharyngeal Exercises on Snoring: A Randomized Trial', *Chest*, 2015, volume 148, issue 3, pp. [14-2953]

11. http://www.medicaldaily.com/cures-snoring-mouth-and-tongueexercises-thatll-help-you-stop-snoring-better-sleep-332444

12. Peter M. Gollwitzer, 'Implementation Intentions – Strong Side Effects of Simple Plans', *American Psychologist*, July 1999, volume 54, issue 7, pp. 493–503

13. 13 http://www.makeuseof.com/tag/10000-hour-rule-wrong-really-master-skill/

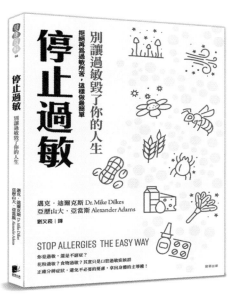

停止過敏

別讓過敏毀了你的人生

拒絕再為過敏所苦，這樣做最簡單

邁克・迪爾克斯 Dr. Mike Dilkes

亞歷山大・亞當斯 Alexander Adams

劉又菘｜譯

本書特色

★打破過敏的迷思，提供專業與實用的抗敏方法。

★了解過敏機制，辨識誤區帶來的心理壓力。

★説明常見三大核心過敏領域：吸入性過敏、接觸性過敏、消化性過敏。

★從預防著手，提供不同治療組合的專業建議。

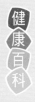
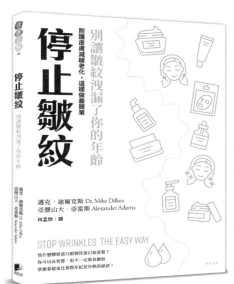

停止皺紋

別讓皺紋洩漏了你的年齡

照護皮膚減緩老化，
這樣做最簡單

邁克・迪爾克斯 Dr. Mike Dilkes
亞歷山大・亞當斯 Alexander Adams

林孟欣｜譯

本書特色

★簡化各種醫學術語，幫助讀者理解關於皮膚的各種狀況。

★以「這樣做最簡單」的核心概念，提供簡單「做得到」的
日常保養建議。

★針對皺紋的產生，如何降低、預防、避免形成，提供專業
見解與策略。

國家圖書館出版品預行編目資料

停止打鼾：別讓打鼾影響你的生活品質／邁克‧迪爾克斯（Dr. Mike Dilkes）、亞歷山大‧亞當斯（Alexander Adams）；劉又菘譯.——初版.——臺中市：晨星出版有限公司，2022.08
　　面；公分.——（健康百科；57）
　　譯自：STOP SNORING THE EASY WAY

　　ISBN 978-626-320-191-0（平裝）

　　1. 打鼾　2. 呼吸道疾病

　　415.472　　　　　　　　　　　　　　　　111008908

健康百科 57

停止打鼾
別讓打鼾影響你的生活品質

作者	邁克・迪爾克斯 Dr. Mike Dilkes & 亞歷山大・亞當斯 Alexander Adams
譯者	劉又菘
主編	莊雅琦
編輯	洪　絹
校對	洪　絹、莊雅琦、黃嘉儀
網路編輯	黃嘉儀
封面設計	賴維明
美術編排	林姿秀

創辦人	陳銘民
發行所	晨星出版有限公司
	407台中市西屯區工業30路1號1樓
	TEL：04-23595820　FAX：04-23550581
	E-mail：service-taipei@morningstar.com.tw
	http://star.morningstar.com.tw
	行政院新聞局局版台業字第2500號
法律顧問	陳思成律師
初版	西元2022 年08月01日

可至線上填回函！

讀者服務專線	TEL：02-23672044／04-23595819#230
讀者傳真專線	FAX：02-23635741／04-23595493
讀者專用信箱	service@morningstar.com.tw
網路書店	http://www.morningstar.com.tw
郵政劃撥	15060393（知己圖書股份有限公司）
印刷	上好印刷股份有限公司

定價 250 元
ISBN　978-626-320-191-0

[STOP SNORING THE EASY WAY]
Copyright © Dr Mike Dilkes and Alexander Adams 2017
First published by the Orion Publishing Group, London All Rights Reserved.
Published by arrangement with Orion Publishing Group via The Grayhawk Agency.
Complex Chinese Translation copyright © 2022 by MORNINGSTAR
PUBLISHING INC.
All Rights Reserved.

（缺頁或破損的書，請寄回更換）
版權所有，翻印必究